CONSIDÉRATIONS

SUR

LES INCONVÉNIENTS QUE PRÉSENTE

LA

NON-INTERVENTION

MÉDICALE

DANS LE TRAITEMENT DES MALADIES

PAR LES EAUX THERMALES,

Par M. Cazaintre,

Médecin-Inspecteur des Bains de Rennes, Chevalier de la Légion d'Honneur.

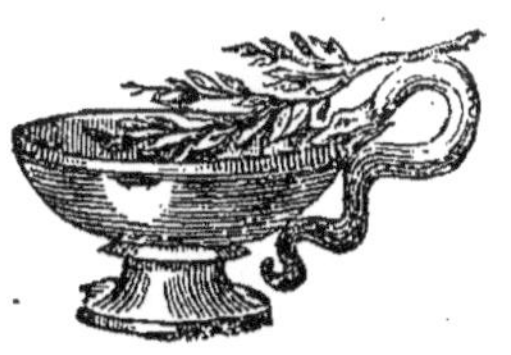

LIMOUX

CHEZ J. BOUTE, IMPRIMEUR-LIBRAIRE,

RUE DES AUGUSTINS, 13.

1859.

CONSIDÉRATIONS

SUR LES INCONVÉNIENTS QUE PRÉSENTE

LA

NON-INTERVENTION MÉDICALE

DANS LE

TRAITEMENT DES MALADIES

PAR LES EAUX THERMALES.

L'usage des Eaux thermales remonte à la plus haute antiquité, puisque les Grecs et les Romains ont fréquenté les thermes. Mon intention n'est pas ici de m'étendre sur leur ancienne origine ; si je la signale rapidement, ce n'est que pour déplorer la lenteur des progrès qu'a fait l'hydrologie après avoir traversé, néanmoins, une période de plus de vingt siècles.

Quelle est la cause qui a comprimé l'essor de la thérapeutique des Eaux thermales ? C'est évidemment le défaut d'une mesure propre à régler leur administration médicale ; tandis qu'il en eut dû être de ces remèdes variés, que la riche nature fait jaillir de son sein, comme des autres substances médicamenteuses dont on n'use jamais sans la prescription d'un médecin, qui ne manque pas d'avoir égard à leur qualité et à leur quantité. — Toutefois, il faut reconnaître que, dans tous les temps, on a senti, plus ou moins, la nécessité de surveiller l'emploi des Eaux minérales. Ainsi, l'on voit Henri IV nommer des sur-intendants et intendants généraux qui étaient chargés d'inspecter les Eaux thermales de France, dans le but de prévenir des abus qu'il avait observés avant de monter sur le trône ; lesquels édits furent confirmés, dans les mêmes vues, par Louis XIV, Louis XV et Louis XVI. — Plus tard, on arriva à nommer des médecins-inspecteurs qui, d'après des ordonnances royales, furent chargés, non seulement de veiller à la sûreté des sources et à leur bonne administration, mais encore d'envoyer à l'Académie de Médecine un rapport annuel ; en sorte que tout paraissait avoir été prévu pour acquérir des notions positives sur les propriétés médicamenteuses des Eaux minérales. Mais, grande a été la déception. Malgré toutes ces sages mesures, l'anarchie règne dans l'emploi des Eaux thermales ; c'est une confusion à ne pas s'y reconnaître : les malades se dirigent eux-mêmes ou sur de fausses indications, et ne consultent pas, pour la plupart, les médecins-inspecteurs qui, avec leur registre de l'heure des bains, assimilés à des commis de bureau, sont dans l'impossibilité du recueillir des observations. — Cette manière étrange de se traiter par les Eaux, qui rappelle ces temps primitifs où chaque source avait sa divinité, est bien peu digne, il faut l'avouer, de nos progrès scientifiques, et demande instamment d'être réformée.

C'est pour combattre les abus graves qui se commettent dans l'emploi d'un remède puissant, que je vais les envisager au double point de vue de l'humanité et de la science hydrologique. La thèse sera facile à soutenir.

DES INCONVÉNIENTS

Que présente, au point de vue de l'humanité, la Non-Intervention Médicale dans le
Traitement des Maladies par la médication Hydro-Minérale.

Nous allons faire remarquer quelle est l'importance de l'administration des Eaux au point de vue de l'humanité.

Il n'est pas d'indication plus difficile à saisir, et qui soit en même temps plus essentielle, que celle des Eaux thermales dans leur application au traitement des maladies chroniques ; et, néanmoins, il n'en est pas peut-être à laquelle on porte le moins d'attention, si l'on en juge par le peu d'égard que l'on a, en général, au tempérament, à l'âge, à la nature et au degré de la maladie.

Parcourons rapidement quelques-unes de ces affections morbides pour lesquelles on a recours ordinairement aux Eaux thermales, et l'expérience nous montrera que l'on confond souvent le rhumatisme aigu avec l'arthrite chronique, la gastrite avec la gastralgie, l'hépatite aiguë avec l'hépatalgie, la chlorose et les palpitations nerveuses avec l'hypertrophie du cœur, la phthysie tuberculeuse avec le catharre pulmonaire chronique, la métrite avec la métralgie, la leucorrhée aiguë avec la leucorrhée chronique, la paralysie consécutive à l'apoplexie avec la céphalalgie, la paralysie rhumatique avec la méningite chronique, etc., etc.

Est-il besoin de dire combien ces distinctions, qui font partie du diagnostic, sont importantes pour le mode du traitement ? D'autre part, le degré de sensibilité ne doit-il pas être apprécié dans toutes ses nuances individuelles, avant de se livrer à la médication thermale ? Certaines susceptibilités organiques ne commandent-elles pas de marcher à tatons, d'observer de quelle manière est tolérée l'action thermo-minérale sur l'économie animale, afin de l'augmenter progressivement ou de la suspendre selon les cas ? Les douches, par exemple, ne demandent-elles pas une grande étude sous le rapport de la température et de la force de percussion, qui ne sauraient jamais être assez appréciées ? Combien de fois n'a-t-on pas vu reparaître, sous l'influence d'une douche intempestive, des névralgies qui n'étaient qu'assoupies ? et combien de fois ce moyen, contr'indiqué, n'a-t-il pas déterminé des congestions dans les organes déjà fluxionnés ? Enfin, tantôt c'est le demi-bain qui convient, au lieu de l'immersion générale ; tantôt c'est la douche en arrosoir, au lieu de la grande douche, et tantôt c'est des bains et des douches qu'il faut rigou-reusement s'abstenir.

L'emploi de l'Eau minérale en boisson ne demande-t-il pas aussi la plus sérieuse attention, soit pour la quantité, soit pour la qualité ? Et, quelquefois, l'absorption du mi-néral par la peau n'est-elle pas préférable à l'ingestion, lorsqu'on a à ménager la muqueuse gastro-intestinale ? — Il faut donc le reconnaître comme une chose incontestable, l'indication des Eaux thermales est très difficile à saisir, et l'on ne se persuade pas assez qu'elles peuvent faire du mal si elles sont contr'indiquées.

Néanmoins, c'est en présence de toutes les difficultés que je viens de signaler, qu'on voit une foule de baigneurs, indisciplinés ou mal renseignés, accourir aux Eaux et en user sans le moindre discernement. C'est un spectacle vrai-ment déplorable que l'anarchie qui règne dans cette bran-che importante de la thérapeutique : c'est la liberté de tout faire, de tout entreprendre sans contrôle. L'un se gorge d'eau minérale pour recouvrer l'appétit et dissiper ce qu'il appelle un *amas de bile*, et, comme son genre de maladie n'est pas moins qu'une gastrite aiguë, son état s'aggrave ; l'autre prend des bains et des douches à une haute température pour rétablir la faculté locomotrice, et, comme il s'agit d'une paralysie consécutive à l'apoplexie, l'imprudent malade s'expose à une nouvelle congestion cérébrale; heureux si le médecin est appelé à temps pour la conjurer. Que dirons-nous de ceux qui prennent les hypertrophies du cœur pour des palpitations nerveuses, et qui ne font aucune difficulté de se plonger dans un bain chaud?

Pourquoi vous baignez-vous, et pourquoi buvez-vous largement des eaux? disions-nous à un de ces malades qui, d'après l'inspection de sa physionomie, nous avait paru devoir s'abstenir de boire autant que de se baigner. Eh! mon bon monsieur, s'écria-t-il tout étonné de ma question, ne suis-je pas venu aux Eaux pour cela. Cette réponse résume la conduite ordinaire des baigneurs qui, dès qu'ils se sont transportés dans un établissement thermal, les frais de la route étant faits, se croient obligés de se gorger d'eau, de se baigner et de se doucher, quoiqu'il arrive.

Si les malades qui se précipitent au hasard vers les établissements thermaux se dispensent de consulter les médecins, il faut en attribuer la cause à ces guérisons extraordinaires, à ces miracles évangéliques qui se produisent, de temps à autre, et qui, excitant l'enthousiasme, font croire qu'on n'a qu'à toucher l'Eau thermale pour guérir. Dès-lors, on n'a pas besoin du médecin pour se conduire; c'est une foi fanatique qui s'empare des esprits et constitue, malheureusement pour les Eaux thermales, une dette énorme de guérisons qui ne peut être payée par la baguette magique.

— Une autre influence funeste que subissent les baigneurs, et qui mérite d'être signalée dans leurs intérêts, c'est celle qu'exercent les donneurs d'avis. Qu'une personne, surtout si c'est une puissance du jour, guérisse par les Eaux thermales, il arrive que par ce fait seul elle se croit en droit de recommander à tous la source qui l'a guérie, sans se mettre en peine de la différence du tempérament et de la nature de la maladie. D'une manière ou d'autre, c'est ainsi que se pratique la médication des Eaux; c'est un véritable commérage.

Comme il y a loin de ce qui se fait à ce qui se devrait faire, nous dirons encore qu'il ne suffit pas de prescrire un bain ou une douche, et qu'il importe d'en surveiller l'action sur l'économie animale. Quel que soit le mérite des médecins qui envoient leurs malades aux établissements thermaux, ils ne peuvent prévoir de quelle manière sera tolérée la médication hydro-minérale. Les praticiens peuvent sans doute donner la préférence à une Eau thermale sulfureuse, saline ou ferrugineuse, selon qu'ils la jugent convenable ; mais il appartient aux médecins-inspecteurs de modifier leurs prescriptions, et c'est le cas d'appliquer ici la méthode *a juvantibus et lœdentibus*. Plusieurs médecins jugent à propos de s'en rapporter à l'expérience éclairée des médecins-inspecteurs pour la direction de leurs malades; mais d'autres confrères (heureusement c'est le petit nombre) exigent que leurs ordonnances soient suivies de point en point; ce qui ne laisse pas de causer un certain embarras aux malades et aux médecins-inspecteurs.

Une précaution excellente pour la science et pour les baigneurs, serait que les praticiens eussent le soin d'adresser aux médecins-inspecteurs un précis rapide du genre de la maladie, accompagné de quelques annotations sur le degré de susceptibilité organique, afin de les mettre à même de faire une bonne application des Eaux. C'est dans ce sens qu'on peut dire *que ce sont les bons médecins qui font les bonnes Eaux.*

Après cette digression, qui n'est pas étrangère à notre

sujet, si nous considérions le mauvais emploi de la médication hydro-minérale au point de vue de la renommée des
Eaux, il ne nous serait pas difficile d'établir que celle-ci
ne peut qu'en souffrir; car si le renom dépend quelquefois
de la mode, il doit recevoir aussi une grande influence du
succès, et il est positif que les guérisons seront d'autant
moins nombreuses, que les malades n'auront pas été di-
rigés. On le sait, les baigneurs qui ne guérissent pas aux
Eaux en sont ordinairement les détracteurs; semblables
aux plaideurs qui ont perdu leur procès, ils ne cessent de
déblatérer, et vont jusqu'à dire que les eaux dont ils ont
fait usage ne valent rien pour personne, sans reconnaître
qu'ils sont eux-mêmes passibles du vicieux emploi qu'ils
en ont fait. — Il importe donc pour la renommée des Eaux
et pour empêcher leur discrédit, qui priverait l'humanité
d'un remède puissant, que les malades soient bien conseillés,
car ce n'est que de cette manière qu'on pourra opérer un
plus grand nombre de guérisons; elles sont déjà assez
rares par la nature des maladies chroniques qu'on essaie
de combattre, en désespoir de cause, par les Eaux minérales, pour qu'on ne les rende pas encore plus rares par
une administration intempestive.

———<>———

**De la Non-Intervention Médicale dans la médication Hydro-
Minérale, au point de vue de la Science Hydrologique.**

Nous pensons avoir suffisamment démontré combien
l'emploi des Eaux thermales, livré au hasard, est nuisible
à leur renommée ainsi qu'à l'humanité souffrante; il nous
reste maintenant à examiner si la non-intervention médicale
n'est pas préjudiciable aussi aux progrès de l'hydrologie.

Comment peut se fonder cette science pratique qui est aussi ardue qu'importante ? Évidemment, ce ne peut être que par l'observation. C'est bien ce que l'Académie de Médecine de Paris a eu en vue lorsqu'elle a demandé aux médecins-inspecteurs des rapports annuels ; elle voudrait arriver, à l'aide de ces documents, à établir la spécialité de chaque source thermale : tel est le but de la docte Compagnie. S'il est atteint on parviendra à composer un livre précieux d'hydrologie, qui est encore à faire. Nul doute qu'une statistique consciencieuse de faits, bien observés, ne contribuât à éclairer les médecins qui, pour la plupart, ne sont pas fixés sur les propriétés médicales des Eaux. Le besoin de cette œuvre se fait sentir de plus en plus, et si quelque chose peut l'attester, ce sont bien ces pérégrination des baigneurs qui se transportent péniblement d'un établissement thermal à un autre pour y chercher la guérison, qui leur advient quelquefois dans certains thermes après qu'elle leur a été refusée dans d'autres ; ce qui signifie assez que des erreurs avaient été commises dans l'indication.

Nous le répétons donc, la médication des Eaux thermales, quand elle est livrée au discernement du public, est non seulement nuisible à l'humanité, mais elle constitue une lacune immense dans l'observation qu'elle dépouille de plusieurs faits pratiques importants. C'est ce que l'Académie de Médecine de Paris a constaté plus d'une fois, et dernièrement encore par l'organe de son honorable rapporteur de la commission des Eaux minérales, qui, dans son rapport de 1857, a fait remarquer que sur 144 établissements d'Eaux minérales on n'en comptait que neuf, dans une période de six années, sur lesquels des rapports annuels aient été envoyés. Honneur aux médecins-inspecteurs qui ont eu le rare privilége d'observer un grand nombre de baigneurs pour pouvoir dresser leurs rapports ! Quant aux autres collègues, on peut supposer, sans avoir besoin d'une grande bienveillance, que s'ils n'ont pas rempli ponctuellement leur tâche, c'est parce qu'ils ont manqué de consultants, et que, honteux peut-être de la rareté des observations qu'ils avaient à présenter à l'Académie, ils ont préféré ajourner leur envoi, afin que leur travail en valût un peu plus la peine (1). C'est ce qui se passe en réalité pour leur justification ; car, soit les donneurs d'avis qui pullulent, soit les médecins étrangers qui fréquentent les établissements thermaux, soit que les baigneurs préfèrent se diriger eux-mêmes, les médecins-inspecteurs sont rarement consultés, et il leur arrive même que les consultants, après les avoir vus une seule fois ne reparaissent plus. En vérité, les médecins-inspecteurs, qu'on taxe de négligence, ne peuvent pas créer des observations sans avoir vu des malades. — Telles sont les difficultés graves qui existent dans la plupart des stations thermales et dont il serait juste de tenir compte, à titre de circonstances atténuantes, pour les médecins-inspecteurs. Tant qu'on ne les aura pas fait disparaître par une sage mesure, l'effet en sera désastreux pour la science ; la thérapeutique des Eaux thermales restera à son berceau, et on la verra languir dans les langes de l'ignorance ou de l'incertitude. Mais lorsqu'on aura tout fait pour donner aux médecins-inspecteurs la faculté de

____

(1) Du reste, il ne doit plus être question pour les médecins-inspecteurs de l'envoi annuel de leurs rapports, puisque une circulaire du Ministre des Travaux publics, adressée aux préfets, porte que les cahiers ne seront envoyés que de dix-huit en dix-huit mois ; mesure prévoyante qui donne aux médecins-inspecteurs un peu plus de latitude pour rédiger et constater leurs observations ; et, sous ce rapport, il serait préférable que ce fût de deux en deux ans.

recueillir des matériaux, s'ils se rendaient coupables de
négligence, alors seulement on pourrait les réprimander
en toute justice. Il y a lieu d'espérer que les médecins-
inspecteurs, qui connaissent toute l'importance de leurs
fonctions, ne cesseront de faire preuve de zèle, et que, du
moment qu'ils pourront observer, ils observeront, désireux,
plus qu'on ne pense, de contribuer à la grande œuvre qui
manque à la science hydrologique.

Ce n'est pas la première fois que nous avons fait en-
tendre notre voix pour signaler les abus déplorables qui
se commettent dans l'emploi des Eaux thermales. Voici
comment s'exprime un honorable membre de l'Académie,
M. le docteur Patissier, dans son remarquable rapport sur
le Service Médical des années 1849 et 1850, où il apprécie,
en les reproduisant textuellement, mes réclamations à ce
sujet et celles de mes collègues :

» Ces plaintes, que reproduisent plusieurs médecins-
» inspecteurs, ont paru à votre commission légitimes,
» fondées. Il est incontestable que la liberté illimitée des
» malades leur est trop souvent funeste. Frappée des
» dangers de tels abus, votre commission se fait un devoir
» d'appeler la sollicitude de Monsieur le Ministre sur ce
» point important d'hygiène publique, et de provoquer
» des mesures sévères pour que personne ne puisse faire
» usage des sources minérales sans l'autorisation du mé-
» decin qui les dirige, ou sans la prescription d'un autre
» médecin. L'ordonnance royale de 1823, qui régit les
» établissements thermaux est insuffisante ; un règlement
» uniforme sur l'administration des Eaux est un pressant
» besoin pour mettre un terme aux réclamations qui s'é-
» lèvent de toutes parts. »

Il serait à désirer que le Gouvernement, prenant en
considération les vœux qu'a exprimés l'Académie, par son

noble organe, prît une mesure pour réformer les abus graves que je viens de présenter, comme nuisibles, à la fois, à l'humanité, aux progrès de la science hydrologique et même à la renommée des Eaux thermales, qu'il importe de ne pas discréditer.

Proposition d'une mesure spéciale.

Il ne faut pas se dissimuler que la mesure à prendre pour régler l'emploi des Eaux minérales n'est pas exempte de difficultés. Imposer aux baigneurs l'obligation de ne se baigner qu'après avoir pris l'autorisation du médecin-inspecteur, n'est pas chose facile : c'est tout un peuple de malades, plus ou moins susceptibles, plus ou moins rebelles, dont il faut changer les habitudes. Aussi, il importe, avant tout, de leur faire comprendre qu'on ne veut les diriger que dans leurs propres intérêts, et c'est ce que j'ai tenté dans ce mémoire.

Sans avoir la prétention d'indiquer la forme de cette mesure, il me semble qu'il serait bon que ses motifs fussent formulés de manière à prouver qu'elle a pour objet unique la conservation ou le rétablissement de la santé.

Il importerait, ce me semble, que le nouveau règlement sur l'administration des Eaux thermales fût ainsi conçu :

1° Considérant que les Eaux minérales sont un remède puissant dans le traitement de diverses maladies, et que leur action sur l'économie animale étant plus ou moins énergique, leur efficacité dépend de leur bon emploi;

2° Considérant qu'il est prouvé par l'expérience que leur administration inopportune, telle qu'elle se pratique souvent dans les établissements thermaux, est nuisible à l'humanité, et qu'en conséquence il est dangereux que les baigneurs se dirigent eux-mêmes ;

3° Considérant qu'une médication, aussi précieuse que l'est celle des Eaux minérales, ne doit pas être discréditée par leur mauvaise administration ;

4° Considérant enfin que, d'après tous les motifs ci-dessus énoncés, leur usage doit être réglé dans l'intérêt de l'humanité et de la science hydrologique, qui ne peut être fondée que sur l'observation,

Arrête que nul ne pourra user, dans les stations thermales, des bains minéraux ou des douches sans l'autorisation du médecin-inspecteur, à moins qu'on ne soit porteur d'une consultation d'un médecin, — consultation qui devra être présentée au médecin directeur des Eaux.

———oo⬩◦⬩oo———

Ce qui doit faire espérer que le Gouvernement ne perdra pas de vue la réforme que je demande au nom de l'humanité et de la science hydrologique, c'est que Monsieur le Ministre de Travaux publics, en réponse au présent mémoire que j'ai eu l'honneur de lui adresser, a bien voulu me répondre en ces termes :

« Paris, 28 août 1858.

» MONSIEUR,

» J'ai l'honneur de vous remercier de l'envoi que vous
» m'avez fait d'un mémoire dans lequel vous traitez de
» l'inconvénient résultant de l'emploi vicieux que les ma-
» lades font des Eaux minérales.

» J'ai pris, avec intérêt, connaissance de vos judicieuses
» observations, et il est entré dans les vues de mon Mi-
» nistère de proposer une disposition réglementaire qui

» répondrait, autant que possible, aux vœux que vous
» exprimez.

» Recevez, Monsieur le Docteur, l'assurance de ma
» considération distinguée.

» Signé, le Ministre des Finances, chargé de l'intérim
» du Ministre de l'Agriculture, du Commerce et des Tra-
» vaux publics,

» Magne. »

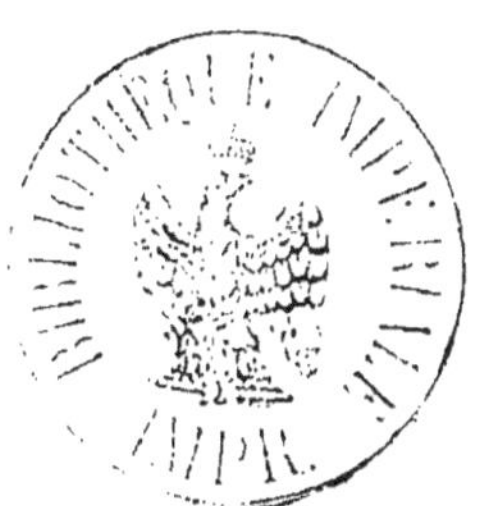

Fin.